AF384964

CONTRIBUTION A L'ÉTUDE

DU

PANSEMENT DES FRACTURES

COMPLIQUÉES DE PLAIES

PAR

M. BATAULT

Docteur en médecine de la Faculté de Paris.

———— ◆ ————

PARIS

A. PARENT, IMPRIMEUR DE LA FACULTÉ DE MÉDECINE

A. DAVY, successeur

52, RUE MADAME ET RUE MONSIEUR-LE-PRINCE, 14

——

1884

A LA MÉMOIRE DE MON PÈRE

LE DOCTEUR BATAULT.

A MA MÈRE

Témoignage d'affection et de reconnaissance.

A MA GRAND'MÈRE

A MA FEMME

A MES PARENTS

A MES AMIS

A M. LE DOCTEUR DESNOS

Médecin de la Charité.
Chevalier de la Légion d'honneur.

Témoignage de sincère reconnaissance.

A MES MAITRES

CONTRIBUTION A L'ÉTUDE

DU

PANSEMENT DES FRACTURES

COMPLIQUÉES DE PLAIES

INTRODUCTION.

> Je puis assurer que la réussite d'une
> belle opération ne m'a jamais fait au-
> tant de plaisir que la guérison d'une
> fracture compliquée grave.
>
> Billroth.

Sept cas de fractures compliquées, que nous avons
eu occasion de voir à l'Hôtel-Dieu, dans le service
de M. le professeur Richet, suppléé par M. Peyrot,
et dont nous avons pu suivre avec soin la marche,
grâce à l'obligeance de son interne, M. Cayla,
nous ont donné l'idée de comparer la méthode ac-
tuelle du traitement des fractures compliquées avec
les méthodes anciennes.

En rapprochant ces résultats de ceux que nous
avons pu voir au début de nos études médicales,
et en se rapportant à ce que les auteurs les plus
recommandés enseignent sur la gravité des fractures compliquées, on acquiert la conviction que

l'application des méthodes actuelles de traite ment
a singulièrement modifié le pronostic de ces sortes
de fractures.

Désormais l'on peut se montrer conservateur
dans la plus large mesure, puisque, avec les méthodes antiseptiques, on a écarté ces redoutables
complications des fractures ouvertes, la suppuration du foyer, la pyohémie qu'elle entraînait
souvent à sa suite.

Pour beaucoup de chirurgiens, sans doute, la
question est jugée; mais, aux affirmations qui se
produisent encore pour réhabiliter les anciens
pansements, en face des incertitudes qui règnent
sur le mérite de la méthode antiseptique, il n'est
pas sans intérêt d'opposer les cas où cette méthode convenablement appliquée peut être appré-
ciée à sa juste valeur.

Comme le dit M. Ollier, les pansements antiseptiques « ont changé complètement le résultat
des opérations. Il faut réviser tous nos vieux
préceptes chirurgicaux, et bien se persuader que
la sagesse d'hier n'est plus la raison d'aujour-
d'hui. »

Que M. le professeur Panas, qui a bien voulu
accepter la présidence de cette thèse, accepte aussi
l'hommage de ce travail, destiné à divulguer le
mérite d'une méthode dont il a été un des premiers à faire connaître et à répandre les bienfaits
en chirurgie.

Enfin, avant d'aborder notre sujet, que M. Cayla,
interne de l'Hôtel-Dieu, nous permette ici de le

remercier d'une façon toute particulière des con-
seils qu'il nous a donnés au cours de nos études
médicales, et de ceux qu'il a bien voulu nous
donner pour ce travail.

Mais notre but n'est pas de nous en tenir à l'antisepsie appliquée au traitement des fractures
compliquées. Nous voulons envisager d'une façon
plus générale le travail de la réparation de cette
variété de plaies. D'autres conditions, en effet
mieux connues aujourd'hui, comme le drainage,
l'immobilisation, l'éloignement des causes d'irritation du foyer, ont une part aussi grande dans les
phénomènes de réparation des fractures exposées;
aussi nous proposons-nous d'étudier chacune de
ces conditions. En dernier lieu, nous ferons l'application de ces diverses données aux plus graves
de toutes les fractures, à celles qui sont produites
par les armes de guerre, et il nous sera facile de
démontrer que la chirurgie d'armée peut retirer
des bénifices aussi grands que la chirurgie civile
de l'emploi de ces méthodes de traitement.

HISTORIQUE.

Notre intention n'est pas de remonter à travers les âges pour y rechercher comment la méthode antiseptique y a pris naissance.

On peut remarquer seulement que de tous temps l'expérience a démontré aux médecins que les plaies se guérissaient d'autant plus facilement, et donnaient lieu à d'autant moins de complications qu'elles étaient moins exposées. L'histoire des vicissitudes de ces pansements a été esquissée par M. Lucas-Championnière dans son Traité de chirurgie antiseptique. Il est facile de se convaincre qu'à mesure que l'on se rapproche de notre époque, l'on voit cette notion de la nocivité du milieu prendre corps et inspirer de plus en plus les méthode de pansement des plaies. Ceci est surtout vrai pour les fractures compliquées de plaies. On voit, en effet, appliquer à ces sortes de plaies d'abord le traitement par occlusion, soit avec la baudruche collodionnée, soit avec des bandelettes de diachylon imbriquées, comme le demande Chassaignac, et il est juste de reconnaître qu'on doit de nombreux succès à cette méthode dans quelques cas particuliers. Les thèses de Bertrand et Trapenard, inspirées par M. le professeur Verneuil, renferment de nombreuses observations de guérison de fractures ouvertes traitées par cette méthode.

Mais ce n'est vraiment que depuis les travaux de M. Pasteur, que la question de la nocivité de l'air est entrée dans une voie scientifique, lorsque ce savant eut démontré que l'air n'était pas nuisible par lui-même, et qu'il le devenait par la présence d'une infinité de germes microscopiques répandus dans l'atmosphère. Les travaux de Tyndal, de Davaine, sont venus apporter leur appui et démontrer l'exactitude de cette théorie des germes. Désormais cette idée va diriger toutes les méthodes de pansement des plaies, et l'on peu dire que si cette découverte n'a pas encore donné tout ce qu'elle promettait en médecine, les résultats ont été immenses en obstétrique et en chirurgie. A la lueur de cette notion, lorsqu'on examine les diverses méthodes de pansement des plaies qui se sont succédé depuis 1866, on remarque que le succès a été attaché à celles qui ont le mieux défendu les plaies contre les organismes de l'atmosphère.

Sans vouloir reprendre en détail l'histoire de la méthode antiseptique depuis cette époque, histoire qui a été faite par tous ceux qui se sont occupés de ces pansements, par M. Lucas-Championnière, et plus récemment par M. Bousquet, dans un article de revue, paru dans les Archives de médecine de 1882, qu'il nous soit permis de passer en revue les divers pansements appliqués aux fractures compliquées, afin de pouvoir marquer les différentes étapes de cette méthode jusqu'à ces derniers temps.

Le premier pansement dont l'idée découlait de

cette notion de l'existence de germes atmosphé-
riques nuisibles a été le pansement par occlusion,
soit avec le collodion, soit avec les bandelettes de
diachylon. Mais l'expérience montra que l'occlusion collodionnée n'était pas applicable à tous les
cas. Le plus souvent suffisante dans les fractures
compliquées de plaie étroite, dans celles avec plaie
étendue et destruction profoade des parties molles
elle échoue presque fatalement.

La raison en est facile à saisir : une plaie petite,
étroite, se réunit par première intention sans
écoulement appréciable de liquide ; au contraire,
dans les plaies à large surface, dans lesquelles
tous les tissus, muscles, vaisseaux, etc., sont divisés, il se produit un écoulement de liquide abondant dont il faut à tout prix faciliter l'issue. Certes,
ce n'est pas un des moindres mérites de la méthode de Lisler, d'avoir associé à ses moyens antiseptiques l'usage des drains de Chassaignac, qui
facilitent l'écoulement des liquides pathologiques.
Tous les chirurgiens sont unanimes aujourd'hui
à reconnaître les bienfaits du drainage. « Ce serait,
en effet, dit M. le professeur Panas, une illusion
dangereuse que de croire que l'introduction récente du pansement antiseptique, en chirurgie,
puisse dispenser en quoi que ce soit du soin d'éva-
cuer, jusqu'à la dernière goutte, les liquides qui
s'accumulent au fond des foyers enflammés. Contre
une pareille prétention, la chirurgie de tous les
temps se dresserait debout pour protester et, pour
notre compte, si l'on nous privait des moyens de

réaliser cette condition fondamentale du traitement des plaies, nous renoncerions aussi bien à la réunion immédiate qu'à toutes les méthodes antiseptiques présentes et futures. »

Donc, insuffisance et rétention des liquides pathologiques, tels sont les deux reproches que l'on peut faire à l'occlusion collodionnée, qui en restreignent singulièrement l'emploi. Nous allons voir ces deux conditions remplies par le pansement qui va nous occuper maintenant, et qui a marqué un des plus grands progrès dans le traitement des plaies; nous voulons parler du pansement ouaté de M. Alphonse Guérin. Nous ne voulons pas faire le procès à ce mode de pansement ; il suffit d'avoir vu ces larges pertes de substance, soit chirurgicales, soit traumatiques, sortir de ce pansement guéries sans réaction générale ou locale, pour être convaincu de l'excellence du pansement et des services qu'il peut rendre.

Mais, pour ce qui concerne le traitement des fractures compliquées, nous pensons que l'on peut faire aussi bien avec les pansements antiseptiques. De plus, leur renouvellement facile permet de surveiller les phénomènes qui se passent au niveau de la plaie et du membre malade; enfin, grâce à leur simplicité, ils peuvent plus aisément s'associer aux moyens d'immobilisation, qui sont une des conditions essentielles du traitement des fractures compliquées.

Nous arrivons maintenant aux modes de pansements antiseptiques actuellement en usage, dont celui de Lister est le type. Nous ne ferons pas la description de ce pansement si connu aujourd'hui, non plus que l'énumération des divers antiseptiques liquides ou solides empruntés à tous les règnes, dont le nombre est devenu si considérable depuis quelques années. On pourra consulter avec curiosité l'article que M. de Santi a fait paraître dans les *Archives générales de Médecine* du mois de mars 1883, sous le titre de : *Dernières évolutions des pansements antiseptiques.* Du reste, la question du produit antiseptique est, pour nous, secondaire. Bien au-dessus de tel ou tel antiseptique se trouve la méthode dont les règles ont été si bien formulées par le professeur d'Edimbourg. Aujourd'hui que les conditions de réparation des plaies sont mieux connues, l'antisepsie n'est, elle-même, qu'un des facteurs de ce processus. Il faut rendre cette justice à Lister que, s'il a fait jouer à l'antisepsie un grand rôle, il a été un des premiers à reconnaître qu'elle ne remplissait pas tous les buts dans le pansement des plaies. A côté de l'agent antiseptique, il s'empressait d'ajouter le drainage des plaies et recommandait d'éloigner toutes les causes d'irritation.

Aujourd'hui, il est reconnu qu'une plaie réunit les meilleures conditions de réparation lorsque *l'hémostase est assurée, que la plaie est aseptique, au repos absolu, et que l'écoulement des liquides est assuré.*

Nous allons voir que les principes de cette méthode, appliqués au traitement des plaies des fractures, a donné des résultats aussi remarquables que dans les autres plaies et a modifié totalement le pronostic, autrefois si grave, de cette variété de fracture. Persuadé que les faits parlent plus haut en faveur d'une méthode que toutes les considérations théoriques que l'on pourrait émettre, nous allons rapporter les observations qui nous sont personnelles, celles que nous devons à l'obligeance de M. Cayla, interne du service, et celles que nous avons pu recueillir dans les diverses publications.

Ces observations ont été prises dans le service de M. le professeur Richet.

OBSERVATION I (inédite), fournie par M. Cayla,
interne du service.

Fracture de jambe compliquée. — Résection du fragment
supérieur.

Leg... (Alfred), 35 ans garçon marchand de vin, entré le 1er mai 1883, à l'Hôtel-Dieu, salle Saint-Landry. Le malade vient de glisser contre le bord d'un trottoir ; il présente à l'union du tiers inférieur et du tiers moyen de la jambe gauche, une plaie de plusieurs centimètres de largeur, par laquelle le fragment supérieur du tibia fracturé est venu faire issue. Malgré toutes les tentatives on ne peut réduire la fracture ; on pratique la résection de cette extrémité osseuse, après quoi la réduction est opérée facilement. Le blessé est mis immédiatement dans un plâtre, le quart antérieur de la jambe est laissé à découvert. La plaie est lavée avec la solution d'acide phénique au 20e. Le membre entier est recouvert d'un pansement de Lister. Les jours suivants, le malade n'a pas eu la moindre réaction fébrile, aussi le pansement n'est renouvelé que le 6 mai. La plaie est complètement réunie, pas d'inflammation autour, absence complète de pus. On continue le pansement de Lister, qui n'est renouvelé que trois fois jusqu'au 20 mai.

Le malade sort le 10 juillet, conservant son appareil plâtré, car il existe un cal flexible.

Observation II (inédite), fournie par M. Cayla,
interne du service.

Fracture compliquée de la jambe gauche.— Pansement de Lister.
Guérison.

X..., âgé de 20 ans, est apporté à l'Hôtel-Dieu, salle Saint-Landry, le 23 mai. Il vient de faire une chute de la hauteur d'un premier étage. Il existe à la partie interne et moyenne de la jambe gauche, une plaie transversale de 6 centimètres, par laquelle le fragment supérieur du tibia est sorti. La fracture de l'os est transversale ; les extrémités osseuses sont soigneusement débarrassées des fragments de terre, la réduction se fait facilement, la plaie est lavée avec la solution phéniquée au 20ᵉ, le membre est placé aussitôt dans l'appareil plâtré (3 attelles de Maisonneuve). Le membre est mis sous un pansement de Lister.

Le lendemain, le malade se plaint de douleurs vives ; dans la nuit il n'a pas eu de fièvre, le pansement n'est renouvelé que le deuxième jour. Le gonflement de la jambe a considérablement diminué, la plaie a bon aspect, les douleurs ne se reproduisent pas les jours suivants ; il se fait un suintement abondant, et lorsqu'on enlève le pansement six jours après, on remarque un peu de pus sur la plaie ; celle-ci du reste est toute en superficie, il existe des bourgeons charnus rouges, le gonflement du membre a disparu.

Comme les fragments avaient de la tendance à faire un angle saillant au-dedans, on refait un appareil plâtré le 11 juin.

Les jours suivants, le malade se plaint de douleurs ; on constate, le 14 juin, un léger empâtement au niveau du tibia qui s'accentue les jours suivants. Il devient manifeste qu'il y a de l'ostéo-périostite ; les douleurs prennent un caractère lancinant et le 23 on lui fait une incision sur la partie tuméfiée ; il ne s'écoule pas de pus. Les douleurs et la tuméfaction diminuent.

Le 20 juillet, il ne reste qu'une petite plaie superficielle, il n'y a pas de phénomènes inflammatoires.

Le 2 août, on met le malade dans un nouveau plâtre ; on peut constater que la consolidation marche ; il reste un peu de flexibilité dans le cal et les mouvements déterminent de la douleur.

Pendant le mois d'août, au niveau de la plaie, il est resté de la rougeur.

Au commencement du mois de septembre, on a retiré deux petits morceaux d'os par la plaie. Ceci expliquait les phénomènes dont la fracture avait été le siège. Périostite, nécrose et élimination de deux petits séquestres.

Le malade sort le 20 septembre, sans appareil.

OBSERVATION III (inédite), fournie par M. Cayla,
interne du service.

Fracture compliquée du tiers inférieur de la jambe droite
pénétrant dans l'articulation.

E... (Edouard), 28 ans, entre le 1er juin 1883, à l'Hôtel-Dieu, salle Saint-Landry. Le malade a glissé devant sa porte, le pied est venu butter contre le trottoir ; malgré la douleur il s'est relevé et est parvenu à monter trois étages sur les.genoux, il perdait beaucoup de sang.

On constate une subluxation du pied en dedans, à la partie externe de la jambe ; à 4 travers de doigts au-dessus de la malléole externe existe une petite plaie qui donne issue à des tissus au milieu desquels on reconnaît une veine déchirée. Le gonflement est modéré, mais on perçoit de la crépitation gazeuse jusqu'à la partie supérieure du tibia. Il existe une fracture des deux os au même niveau, à 4 centimètres au-dessus de l'articulation ; la malléole interne est également fracturée. Le malade est mis dans l'appareil plâtré, dont on mobilise la valve externe pour panser la plaie. Pansement de Lister sans spray.

Le lendemain de l'application du plâtre, le malade ne ressent plus de douleur ; le gonflement du membre a augmenté.

Les jours suivants, 2, 3 et 4 juin, il a eu de la fièvre le soir, avec quelques frissons et de la soif. Il s'écoule par la plaie un liquide rouge-brique, dont la quantité augmente les jours suivants en même temps que le gonflement et l'empâtement œdémateux du membre se prononcent.

Les phénomènes inflammatoires s'accusent encore les jours

Batault.   2 suivants, et le 9 juin on agrandit la plaie; malgré cela, le lendemain, le membre a pris une couleur bronzée diffuse, on sent de la fluctuation et du gaz sous la peau. Large incision sur la face interne de la jambe, il s'écoule un liquide roussâtre contenant du gaz. L'incision met à nu le foyer de la fracture. Injections phéniquées, drains, Lister.

Les phénomènes généraux graves sont tombés aussitôt et le lendemain le thermomètre descendait de 39,8 à 38,2 ; l'appétit revenait; le liquide couleur chocolat qui s'échappait par la plaie était beaucoup moins abondant; comme il restait encore de l'empâtement et de la rougeur sur le dos du pied, on fait une incision à ce niveau dans laquelle on passe un drain, qui vient ressortir au-dessous de la malléole externe.

17 juin. Nouveau plâtre; pendant les jours suivants les plaies se tarissent presque complètement. Mais le 3 juillet on est obligé de refaire un plâtre.

Le 4. La jambe devient œdémateuse et prend un aspect bronzé ; néanmoins pas de fièvre.

Le 5. Les phénomènes inflammatoires, qui semblaient prendre le caractère diffus, se sont localisés au-dessus de la plaie, ce qui nécessite l'introduction d'un drain.

Il existe de la rougeur et de l'empâtement au niveau de l'articulation du cou-de-pied. Arthrite avec épanchement.

On ouvre à ce niveau un abcès sous-cutané, ne communiquant pas avec l'articulation. Dès lors, les phénomènes de consolidation ont marché sans accident.

A la date du 9 août, la consolidation est avancée, les plaies sont superficielles; le plâtre est enlevé le 6 septembre. Consolidation absolue.

Le malade sort le 14 septembre, après trois mois de séjour.

Deux mois après le malade revient nous voir, il marche avec une canne, les mouvements de l'articulation du cou-de-pied sont revenus en partie.

Observation IV (inédite).

Fracture de la jambe droite de cause directe large plaie.
Immobilisation. — Lister. — Guérison.

C... (Joseph), 53 ans, maçon, entre le 13 juin 1883, à l'Hôtel-Dieu, salle Saint-Landry.

Le blessé vient de recevoir un madrier énorme sur la jambe gauche ; on constate à la face interne de la jambe, une large plaie à lambeau, de 15 centimètres de longueur sur 4 de largeur environ. Le tibia, encore recouvert de son périoste, est visible, et l'on constate un peu au-dessous de la partie moyenne une fracture transversale, sans déplacement, sans esquilles. Une partie du lambeau sur laquelle a porté le madrier est fortement contusionnée. On lave soigneusement la plaie avec la solution forte, le lambeau est appliqué aussi exactement que possible, le membre est mis dans l'appareil plâtré, sous un pansement de Lister.

Les jours suivants, le pansement est renouvelé quotidiennement ; la partie du lambeau contusionné se mortifie, l'élimination se fait sans réaction inflammatoire, la température reste normale.

Le huitième jour, la plaie est réunie sans suppuration, le pansement est continué, mais n'est plus renouvelé que deux fois à plusieurs jours d'intervalle. Depuis ce moment, il n'y a eu aucun phénomène particulier à signaler ; la consolidation a marché régulièrement et le malade sortait le 11 septembre, complètement guéri.

La consolidation était parfaite.

OBSERVATION V (inédite).

Joly (Angèle), 43 ans, entre le 15 octobre à l'Hôtel-Dieu, salle Notre-Dame.

La malade est tombée d'une échelle, de 3 mètres de hauteur. Son pied était engagé dans les barreaux.

La déformation du membre est considérable, le pied est luxé en dedans, la malléole péronière a perforé la peau et fait saillie au dehors au travers de cette boutonnière cutanée. La malléole interne est fracturée ; à ce niveau également existe une plaie par laquelle la malade a perdu beaucoup de sang.

La malléole externe est dégagée, la luxation du pied peut alors être réduite facilement ; la malade est mise aussitôt dans l'appareil plâtré de Maisonneuve. La valve externe est sectionnée, les plaies soigneusement lavées avec la solution au 20e sont recouvertes d'un Lister qui enveloppe la jambe et le pied.

Les jours suivants, la malade a ressenti quelques douleurs dans l'articulation, en même temps que se manifestait un léger mouvement de fièvre. Lorsqu'on a renouvelé le pansement le sixième jour, on remarque qu'il s'est formé un petit abcès au niveau de la face externe du cou-de-pied. L'articulation n'est nullement tuméfiée. L'appareil est maintenu, l'abcès ouvert, et le membre est remis sous un pansement de Lister. Dès ce jour l'état de la malade a été des plus satisfaisants, les pansements ont été renouvelés tous les cinq ou six jours. Pas d'arthrite, pas de fusées purulentes.

A la date du 15 décembre, les plaies sont fermées, la malade ne souffre plus.

La malade est sortie dans le courant de janvier; les plaies étaient complètement fermées et toute trace d'inflammation articulaire avait disparu. La malade conserve un appareil silicaté.

OBSERVATION VI (inédite).

Fracture des deux cuisses. — Compliquée à gauche.

L... (Auguste), 53 ans, charretier, entre le 4 septembre 1883, à l'Hôtel-Dieu, salle Saint-Landry. Un haquet chargé de vin lui a passé sur les deux cuisses. A droite, le membre est très volumineux. Epanchement sanguin. La fracture siège au-dessus de la partie moyenne. A gauche, il existe une plaie produite par le fragment supérieur qui a perforé la peau. La plaie est lavée à l'eau phéniquée. Lister. On met le malade dans une gouttière de Bonnet. Extension de 5 kilogrammes à chaque jambe; les jours suivants pas de fièvre, le malade accuse seulement des douleurs dans la jambe droite. Le pansement de Lister n'est renouvelé que le huitième jour. La plaie est fermée, absence de pus, sérosité roussâtre.

Le 6 novembre, la fracture est consolidée à gauche; à droite, au contraire, les mouvements sont douloureux; la pression réveille de la douleur au niveau du cal qui est volumineux.

Cette observation est intéressante parce qu'elle permet de comparer deux fractures semblables, dont l'une présente une plaie. Chose curieuse, la consolidation a été plus rapide et les douleurs ont fait défaut du côté où il existait une plaie.

Nous ajouterons que dans le courant de janvier, le malade qui avait essayé de marcher, s'est fracturé de nouveau la cuisse droite en voulant se lever.

Observation VII (inédite).

X..., 25 ans, entre à l'Hôtel-Dieu, salle Saint-Jean. Le coude gauche a été pris sous un omnibus. Contusion énorme, épanchement sanguin considérable, plaie à la partie externe du coude gauche, d'où s'échappe constamment un filet de sang veineux. On discute la question d'une amputation du bras. Comme il n'y a pas de lésion artérielle, que l'écoulement sanguin est veineux malgré l'étendue des désordres, fractures des deux os de l'avant-bras près du coude et fracture de l'extrémité inférieure de l'humérus, on essaie la conservation.

Compression méthodique, pansement de Lister, après lavage ; le lendemain, l'écoulement est arrêté. On place alors le membre dans une gouttière plâtrée, le gonflement n'a pas augmenté, il n'y a pas menace de phénomènes inflammatoires. Pendant les jours suivants, le membre a régulièrement diminué de volume ; au huitième jour, toute complication inflammatoire était écartée ; depuis lors, la consolidation de la fracture a marché régulièrement, sans accident. Le malade sortait de l'hôpital un mois et demi après son entrée ; la fracture était consolidée, il conservait les mouvements de l'articulation du coude.

Nous empruntons à M. Jules Bœkel, de Strasbourg, les observations suivantes, qui viennent à l'appui des nôtres et des idées que nous avons émises.

Observation VIII, de Jules Bœkel.

Fracture compliquée du tibia. — Issue du fragment supérieur. — Réduction. — Pansement de Lister. — Guérison sans accident sous quatre pansements.

Schenbeker (Louise), 57 ans, entre le 20 juillet 1881, au n° 23 de la salle 105, Hôpital civil de Strasbourg, pour une fracture compliquée du tibia, occasionnée par une chute du haut d'une échelle.

La fracture siège à deux travers de doigt au-dessus de la malléole interne; le fragment supérieur oblique a perforé la peau et fait saillie au dehors, sur une étendue de 4 centimètres. Réduction chloroformique facile, désinfection de la plaie avec la solution phéniquée forte; la plaie mesure 4 centimètres de largeur, elle est transversale et déchiquetée sur ses bords. Pansement de Lister modifié.

Immobilisation du membre sur l'attelle à pédale déjà décrite; ni drain, ni suture.

Le 21. Temp. matin, 38,2; soir, 38,2. Premier pansement; pas de pus.

Le 22. Temp. matin, 37°; soir, 37,7.
Le 23.   —   36,8 —   37,6.
Le 24.   —   36,8 —   37,5.
Le 25.   —   37,6 —   37,8.
Le 26.   —   37,6 —   38°. Deuxième pansement.
Absence de pus; la plaie granule bien.

Le 27. Temp. matin, 37,3; soir, 37,8.
Le 28.   —   37,2 —   37,4.
Le 29.   —   36,8 —   37,3.
Le 30.   —   37,1 —   38. Troisième pansement.
Réunion presque effectuée.

Le 31. Temp. matin, 37°; soir, 37,8.

12 août. Quatrième pansement. Cicatrisation presque absolue.

Le 20. Appareil plâtré circulaire.

Consolidation définitive le 12 septembre.

Raccourcissement nul. Est évacuée à l'asile des convalescents de la Robertsau.

OBSERVATION IX.

Fracture compliquée du tibia par cause directe. — Lister.
Guérison sans complication sous cinq pansements.

Catherine Halter, 72 ans, pensionnaire à l'Hôpital civil, évacuée au service de chirurgie, le 18 août 1879. Fracture du

tiers moyen du tibia, compliquée de plaie causée par une roue
de voiture. La fracture est linéaire, pas de chevauchement
Le membre, après désinfection préalable, est pansé d'après.
Lister, et placé dans une gouttière plâtrée postérieure.

Guérison sans suppuration, après cinq pansements, le
13 septembre suivant.

Consolidation le 2 octobre Pas de raccourcissement.

OBSERVATION X.

Fracture compliquée du fémur par chute. — Lister. — Guérison
après trois pansements. — Pas de raccourcissement.

Emile Wœchter, 19 ans, entre le 23 juin 1881, au n° 5 de
le salle 103. Fracture oblique compliquée de plaie du quart
inférieur du fémur, par chute. Désinfection du foyer. Lister.
Traction continue avec 3, puis 5 kilogrammes. Guérison sans
raccourcissement après trois pansements le 16 juillet.

Consolidation le 22 juillet. Exeat.

OBSERVATION XI.

Fracture compliquée du milieu de la jambe. — Issue du tibia. —
Résection d'une portion de cet os. — Lister. — Guérison.

Le nommé G. Munch, 66 ans, employé de chemin de fer,
se fracture la jambe, le 10 mars 1878, en tombant d'un wa-
gon en marche. Transporté dans son domicile, il est traité,
pendant onze semaines, par un officier de santé, qui se con-
tente d'appliquer sur la plaie des cataplasmes de farine de lin.

20 mai. Le blessé est transporté à Strasbourg, où je le vois
quelques jours plus tard. Au niveau du tiers moyen de la
jambe existe une plaie, aux trois quarts cicatrisée, par laquelle
un fragment du tibia, en voie de nécrose, fait saillie. Ce fragment est oblique et chevauche sur le fragment inférieur, qui
se trouve refoulé en arrière. L'amputation a été proposée par
un confrère, mais le malade, ne pouvant s'y résoudre, désire
préalablement avoir mon avis; je lui propose la résection des
fragments, ce à quoi il consent volontiers.

1er juin. Chloroformisation. Débridement du foyer de la

fracture. Résection des extrémités intéressées. Désinfection énergique avec la solution phéniquée forte. Attelle plâtrée postérieure. Pansement de Lister. Pas de réunion ni de drainage. Suites de l'opération des plus favorables. Apyrexie pendant toute la durée de la cure. Cicatrisation de la plaie le 15 août. A cette époque, la consolidation est en voie de s'établir, et l'on permet à l'opéré de se lever et de marcher avec des béquilles.

Guérison définitive le 10 septembre suivant.

OBSERVATION XII.

Membre supérieur. — Main. — Fracture compliquée des métacarpiens. — Pansement de Lister. — Guérison sans suppuration. — Conservation des mouvements des doigts.

Augustine Vallet, 6 ans (de Nancy), en séjour à Strasbourg, est amenée à l'hôpital, le 25 février 1881, à 4 heures du soir. Une demi-heure auparavant, elle s'était amusée à faire tourner la roue d'une machine servant à couper le papier dans l'atelier d'un lithographe. La fantaisie lui prit de placer la main droite sous le couteau; son jeune frère imprima un mouvement à la roue, et la petite A... eut la main coupée d'un seul coup. A son entrée à l'hôpital, on constate une plaie linéaire située à deux travers de doigts au-dessus de la base des métacarpiens; ceux-ci sont coupés nets, et la main n'est plus retenue que par les parties molles de la paume; l'arcade palmaire profonde a été sectionnée; on la lie au fond de la plaie; les tendons extenseurs sont, bien entendu, coupés également; le bout supérieur de ces tendons s'est rétracté, et il n'est pas possible de l'apercevoir, encore moins d'en pratiquer la suture avec le bout inférieur de l'articulation. L'articulation métacarpo-phalangienne du pouce est ouverte, mais les os ne sont pas fracturés à ce niveau; le tendon du long extenseur propre du pouce est sectionné.

Les internes de service avaient pris les dispositions nécessaires pour pratiquer l'amputation immédiate, ou tout au moins la désarticulation des quatre derniers métacarpiens. J'arrivai à temps pour éviter cette mutilation, qui me semblait

pour le moment devoir être écartée. Après avoir soigneusement désinfecté la plaie avec la solution forte, pratiqué les li-
gatures nécessaires, je renonçai à suturer les tendons pour les
motifs déjà indiqués, et rapprochai les lèvres de la plaie par
une série de sutures métalliques. Pansement de Lister. Deux
drains aux angles. La main, fortement renversée en arrière,
en extension forcée, est immobilisée, de même que le pouce,
sur une attelle de bois garnie d'ouate et recouverte de gutta-
percha laminée.

Le 26. Temp. matin, 37,6; soir, 37,5.

Le 27. Temp. matin, 37,4; soir, 38,6. Absence de douleur.

Le 28. Temp. matin, 37°; soir, 37,5. Premier pansement :
pas une goutte de pus; pas la moindre réaction. Enlèvement
des deux drains.

1er mars. Temp. matin, 37°; soir, 37,1.

Le 2. Temp. matin, 36,8; soir, 37,2. Deuxième pansement,
nécessité par un suintement séreux abondant. Pas de réaction
locale, la température reste normale. La plaie est complètement aseptique.

Le 7 Troisième pansement. Enlèvement des sutures. Réunion parfaite. La petite blessée se lève.

Exéat le 10.

On la renvoie le 15. La guérison est absolue. Commencement de consolidation. L'attelle est maintenue en place jusqu'au 25, époque de la guérison absolue. Mouvements des doigts
limités, à cause de l'immobilisation. Trois séances de galva-
nisation par semaine pendant trois semaines. Bains pro-
longés.

Au bout d'un mois, les mouvements sont en partie réta-
blis ; l'extension des doigts se fait facilement; l'extension forcée du pouce reste encore limitée.

Je revoit la petite A. Vallet dans le courant du mois d'avril.
Mouvements parfaits; se sert de sa main pour écrire, pour
jouer du piano, etc.

OBSERVATION XIII.

Ecrasement du pouce. — Fractures multiples. — Conservation du pouce. — Lister. — Guérison sans suppuration après trois pansements.

Pesiri (Jean), 29 ans, terrassier, entre, le 17 juillet 1880, au n° 2 de la salle 105 *bis*. Une pierre, tombée d'une maison en construction, lui a broyé le pouce; la deuxième phalange est brisée en plusieurs morceaux; la première phalange est fracturée longitudinalement; la fracture se prolonge jusque dans l'intérieur de l'articulation métacarpo-phalangienne, qui est largement ouverte. La peau est en lambeaux sur toute la longueur du pouce. Tendons intacts. M. Muller, interne du service, ramène les chairs autour des phalanges, autant que le permet l'état des parties, pratique la désinfection de la plaie, et applique des bandelettes de mousseline phéniquée autour du pouce, après avoir réduit les fractures aussi bien que possible. Pansemement de Lister complet; pas d'appareil inamovible autre qu'une bande de tarlatane apprêtée et mouillée.

Après trois pansements effectués, le 18, le 24 juillet, et le 2 août, la guérison était complète, sans une goutte de pus, sauf au niveau de la première phalange, où la peau s'est mortifiée sur une étendue de 1 centimètre.

Consolidation et cicatrisation définitives le 23 août.

Exéat le 6 septembre.

L'articulation métacarpo-phalangienne est ankylosée; les mouvements de l'articuation phalango-phalangienne sont libres.

OBSERVATION XIV.

Fracture compliquée de l'avant-bras. — Plaie pénétrante du carpe. Guérison sous le Lister avec conservation des mouvements.

Dietrich (Alphonse), 20 ans, brasseur, entre à l'hôpital civil de Strasbourg, le 7 septembre 1880. Il a eu, il y a quelques heures, la main et l'avant-bras pris dans une machine; les lésions qu'il présente sont les suivantes : téguments déchirés au niveau de la face dorsale de la main et du poignet. Fracture transversale du cubitus et du radius au tiers inférieur de l'avant-bras. A 2 centimètres au-dessus de l'apophyse styloïde du radius, sur le dos du membre, plaie de 3 centimètres, allant jusqu'à l'os dénudé. La face palmaire présente, à 4 centimètres au-dessus de l'interligne articulaire, une large plaie irrégulière, oblique, de 5 centimètres de longueur ; tendons des fléchisseurs à nu, mais non divisés. Cette plaie communique d'une part avec le foyer de la fracture, d'autre part, avec les os du carpe, par l'intermédiaire d'une large ouverture de l'article. La paume de la main présente une plaie anfractueuse, profonde, qui mène le doigt sur le carpe et communique indirectement avec la plaie précédente.

L'amputation immédiate de l'avant-bras eût été, avant le Lister, la seule planche de salut.

Confiant dans la méthode antiseptique, je tente la conservation du membre. Désinfection énergique avec solution forte des différentes plaies. Drainage à la paume ; immobilisation sur une attelle de bois, doublée de ouate et garnie d'une feuille de gutta percha laminée. Lister.

Le 8. Temp. matin, 38,7 ; soir, 38,6. Pas de douleurs, nuit bonne. Pansement sous le spray,

Le 9. Temp. matin, 38,1 ; soir, 38,7.

Le 10. Temp. matin, 38° ; soir, 38,5. Pas de réaction locale. Pansement quotidien à cause d'un abondant suintement séreux, non purulent. Les plaies ont un aspect normal.

Le 11. Temp. matin, 37,4 ; soir, 38,2.

Le 12. Temp. matin, 37,9 ; soir 38.

Le 13. Temp. matin, 37,6 ; soir, 37,7.

A partir du 13 la température n'atteint plus 38 degrés. Pansement tous les deux jours.

Le 25. Commencement de consolidation.

Le 30. Appareil plâtré fenêtré ; la plaie de la paume est cicatrisée. Les autres plaies bourgeonnent activement. Pansement tous les cinq à six jours.

Le 5 octobre. Suppuration faible.

Le 15. Consolidation complète.

Le 30. Cicatrisation presque définitive, sauf quelques gros bourgeons charnus sur le dos de l'avant-bras. Appareil plâtré supprimé. Bains de bras pour combattre la raideur des doigts. Galvanisme.

10 novembre. Exéat. Mouvements du poignet libres; encore un peu de raideur passagère des doigts.

OBSERVATION XV.

Fracture compliquée de l'humérus. — Guérison sous le Lister en 30 jours.

Birkel (Joseph), 12 ans, entre le 10 septembre 1881, au nº 4 de la salle 108. Fracture compliquée de plaie du tiers moyen de l'humérus, par une machine à battre, datant de quinze jours.

Plaie béante de 8 centimètres de longueur; bourgeons blafards atoniques. Le fragment supérieur de la fracture fait issue au dehors. Il est en partie nécrosé et a une étendue de 3 centimètres. Le fragment inférieur chevauche sous le fragment supérieur. Facies anémique, teint livide; a eu des frissons le jour de son entrée, suivis d'une élévation de température de 39,2.

Le 12. On élargit la plaie sous le spray et l'on résèque 5 centimètres du bout supérieur et 2 du bout inférieur. Le périoste reste adhérent aux parties molles voisines. Écartement des deux fragments après la résection : 7 centimètres. Tampon de mousseline phéniquée, déposé pendant vingt-quatre heures dans la plaie. Ni réunion, ni suture. Appareil plâtré circulaire et fenêtré.

Le 13. Temp. matin, 38,9; soir, 39,9. Premier pansement.

Le 14. Temp. matin, 38,5; soir, 38,9. Deuxième pansement. Pas de pus.

Le 15. Temp. matin, 39,2; soir, 39.2.

Le 16. Temp. matin, 38,3; soir, 38,6. Le malade se relève visiblement.

Le 17. Temp. matin, 37º; soir, 38º.

Le 18. Temp. matin, 37°; soir, 37,4. Troisième pansement. Bourgeonnement actif. Presque pas de pus. A partir de ce jour, la température reste presque normale.

Les pansements subséquents furent effectués à partir du 22.
Guérison définitive le 10 octobre.

Consolidation le 25 suivant. Appareil plâtré supprimé.

Exéat le 14 novembre. Raccourcissement : 4 centimètres.
Mouvements parfaits.

OBSERVATION XVI.

Fracture compliquée oblique du tiers inférieur de l'humérus. —
Pansement antiseptique. — Guérison au bout de 2 mois, après
élimination de deux séquestres.

Léon, 11 ans. Fracture oblique du tiers inférieur de l'humérus, causée par un quartier de rocher détaché d'un vieux
château.

Plaie de 2 centimètres de diamètre à la face interne du
membre, communiquant avec la fracture. Vaste plaie de la face
dorsale palmaire de l'avant-bras. Le blessé est traité en ville.
Immobilisation difficile à cause des plaies de l'avant-bras. Pansement avec mousseline phéniquée, préparée extemporaire-
ment. Bande de tarlatane neuve, servant de contention.

Pansement renouvelé dans les six jours. Au bout de cinq
semaines, on peut appliquer un appareil plâtré circulaire.

Consolidation trois semaines plus tard (août 1881).

En septembre, élimination de deux séquestres, longs de
2 cent. et demi et de 2 cent.

A partir de ce jour, la cicatrisation se fait rapidement et,
trois semaines plus tard, la guérison était définitive.

OBSERVATION XVII.

Ecrasement du pouce. — Fractures compliquées multiples. —
Conservation. — Lister. — Guérison sans suppuration.

Kohl (Frédéric), 34 ans, employé de chemin de fer, entre le
9 août 1880, au n° 27 de la salle 165 bis. Son pouce gauche
avait été pris une heure auparavant dans un engrenage et lit-
téralement broyé. La peau est dilacérée jusqu'à la racine du
pouce ; les deux phalanges sont fracturées en un nombre considérable de fragments.

Tendons intacts. Réduction impossible à cause de la multiplicité des fragments. — M. Muller, interne du service, entoure le doigt de bandelettes de mousseline phéniquée après l'avoir soigneusement désinfecté et avoir tant bien que mal rapproché les chairs meurtries. — Pansement de Lister.

La réaction fut absolument nulle comme le prouve la courbe suivante.

Le 10. Temp. matin, 37,6 ; soir, 38.

Le 11. Temp. matin, 37,4 ; soir, 37,4. Il n'y a pas le moindre gonflement, pas la moindre goutte de pus. Deux lambeaux cutanés de un centimètre se gangrenèrent l'un sur le dos du pouce, l'autre à l'extrémité du doigt.

Le 12. Temp. matin, 37° ; soir, 36,5.

Le 13.	—	37° ;	37,3.
Le 14.	—	36°8 ;	37,5.
Le 15.	—	37° ;	37,4.
Le 16.	—	37,3 ;	37,6.
Le 17.	—	37° ;	37,3.

Le 25. Les plaies résultant de la chute des eschares sont couvertes de belles granulations ; la consolidation, le seizième jour.

Exéat le 10 septembre, guérison parfaite. Ankylose de l'articulation des deux phalanges (mobilité) de l'articulation métacarpo-phalangienne. L'ongle commence à repousser.

OBSERVATION XVIII.

Fracture de l'épicondyle.— Tentative de conservation. — Résection tardive de l'extrémité inférieure de l'humérus. — Lister. Guérison. — Ankylose partielle.

Robert Wittenberg entre le 5 septembre 1881 au lit n° 24 de la salle 103. Fracture verticale du condyle externe de l'humérus par coups de pioche. Le condyle et l'épicocondyle sont compris dans un lambeau cutané dont les bords sont irréguliers, déchiquetés, renversés de haut en bas. Articulation du coude largement béante, tête du radius visible au fond de la plaie. Je vois le blessé une heure et demie après l'accident et procède séance tenante à la désinfection de la plaie, au moyen de la solution forte ; le lambeau est ramené dans sa position normale, et suturé grosso modo à l'aide de quatre sutures entrecoupées.

Drains, attelles de bois excavées à angle droit, recouvertes de ouate et de gutta-percha. Lister.

Jusqu'au 17 suivant la plaie ne fournit que peu de suppuration ; mais à partir de cette époque le lambeau s'étant en partie gangrené, la suppuration devient plus abondante et la température oscille entre 37,4 et 39,6.

Le 18 septembre, contre-ouverture à la partie antérieure du bras, au niveau du pli du coude, Drainage.

Le 20. Suppuration abondante nécessitant un pansement quotidien, temp. du soir 39,4.

Le 23. OEdème du bras et de l'avant-bras, temp. s. 40º.

Le 5 octobre. La fièvre est toujours excessive, la température oscille entre 38,4 et 40,5. Imminence de phlegmon sur le dos de la main. La plaie granule vigoureusement.

Le 7. Chloroformisation pour explorer les parties et faire, le cas échéant, la résection du fragment détaché. L'anesthésie obtenue, on constate dans l'intérieur de l'article de nombreuses fangosités ; le condyle et l'épicondyle sont en voie de nécrose, l'extrémité inférieure de l'humérus est cariée. La résection de cette extrémité est pratiquée séance tenante. Excision des fongosités et du condyle détaché. Désinfection au chlorure de zinc, solution 1/10. Drains, incision du phlegmon du dos de la main. Lister, attelles en bois, *ut supra*.

Le 25. A partir de cette époque la température est normale. Le blessé se lève depuis quelques jours. Plaie en voie de cicatrisation.

Le 5 novembre. On supprime l'attelle ; la guérison est à peu près effectuée.

Le 2 décembre. Mouvements excessivement limités ; sans ankylose à angle droit.

Le 20 janvier. Les mouvements reviennent peu à peu ; le blessé fait le métier d'infirmier dans le service.

Nous aurions pu multiplier les observations des fractures graves compliquées parfaitement guéries sans suppuration et dans des cas où l'amputation seule paraissait l'unique ressource. Nous tenons à faire remarquer, en ce qui nous concerne, que les sept cas que nous avons vus, n'ont pas été choisis, ce sont les seuls cas de fracture qui se sont présentés dans le service ; d'autre part, pour ce qui est du traitement, nous ferons observer que, dans le pansement de Lister que nous avons vu faire, comme du reste dans les cas de M. Bœckel, que nous rapportons, on n'a fait usage du spray que dans quelques cas.

En parcourant ces observations, on est frappé de la simplicité avec laquelle ont marché ces fractures dont quelques-unes présentaient des complications telles que toute idée de conservation semblait devoir être abandonnée. Contrairement à toutes les prévisions, la plaie se répare, les pertes de substance se comblent sans donner lieu à aucun phénomène réactionnel général ou local; après quelques jours la fracture se trouve dans des conditions d'une fracture simple.

C'est qu'en effet le processus réparateur ne dépasse pas la période plastique, tous les éléments concourent, d'une façon utile, à la réparation, sans dépasser le but :

La comparaison de la marche des fractures sous le pansement antiseptique, avec ce que l'on trouve écrit dans les auteurs sur la marche des fractures exposées, fera mieux ressortir encore la différence de ces deux modes de réparation.

Dans les jours qui suivent l'accident, dit M. Spillmann, il survient un gonflement inflammatoire toujours plus considérable que dans la fracture simple. Peu à peu, avec des phénomènes généraux fébriles, le gonflement diminue, la suppuration apparaît sur tous les points des divers tissus intéressés, muscles, périoste, os et moelle osseuse. Pour nous servir d'une expression de M. Gosselin, l'ostéite de plastique va devenir suppurative. Les parties molles vont se recouvrir d'un exsudat jaunâtre de mauvais aspect, il se développe une membrane granuleuse que les bourgeons charnus vont envahir.

L'os, de son côté, va présenter tous les phénomènes de l'ostéite. Raréfaction du tissu osseux, agrandissement des canaux de Havers, bourgeonnement du périoste, de l'os, de la moelle, ce qui va donner lieu à la formation d'une membrane granuleuse qui va recouvrir l'os dans toute sa portion découverte. L'ossification va s'emparer directement de ce tissu embryonnaire, d'autre part, la perte de la substance va être comblée par les bourgeons charnus qui s'élèvent de la membrane granuleuse.

Mais c'est là le cas le plus heureux, car l'inflammation peut dépasser ces limites ; la suppuration va s'emparer de la moelle osseuse et sous-périostique et va s'étendre ; des suppurations diffuses vont gagner de proche en proche, décoller le périoste, infiltrer les muscles, pénétrer dans le canal médullaire pour donner lieu à des nécroses, à des phlegmons diffus, à de l'ostéo-myélite. En tout temps ce foyer en suppuration peut être l'origine d'accidents toxicohémiques.

Si le malade échappe à ces accidents, il reste exposé à des suppurations interminables provoquées par la présence de portions d'os nérosées; dans de semblables conditions le cal se forme d'une façon anormale ; des productions osseuses irrégulières, englobant quelquefois des portions d'os nécrosé, vont réunir les fragments osseux et retarder presque indéfiniment la guérison.

Telle est en effet, dans la plupart des cas, la marche des fractures compliquées ; aujourd'hui, que l'on connaît mieux les phénomènes qui se passent au niveau d'un os fracturé, on peut suivre la marche des modifications dont il est le siège.

Ceci revient à étudier la marche de l'ostéite, et, en comparant les phénomènes qui se passent au niveau d'un os atteint de fracture simple, avec ceux dont est le siège un os atteint de fracture avec plaies, on pourra saisir facilement la différence de ces deux processus.

M. Dubar, après M. Gosselin, a décrit les divers phénomènes de l'ostéite traumatique dans sa thèse d'agrégation. D'après ces auteurs, un os divisé passe par plusieurs périodes successives, qui ont pour résultat d'amener la réparation de son tissu.

La première période, à laquelle ils donnent le nom de plastique ou d'exsudative, ou encore hyperhémique, est caractérisée par l'épanchement d'une sérosité auquel tous les tissus intéressés (périoste, os, moelle), prennent part, dans laquelle on reconnaît, au microscope, d'après MM. Cornil et Ranvier, des cellules auxquelles les auteurs ont donné le nom de cellules embryonnaires ; l'os, de son côté, est le siège de phénomènes que Gerdy avait déjà fait connaître.

Les canaux de Havers s'agrandissent par un phénomène de résorption de la substance osseuse, dont le mécanisme échappe ; leur cavité se remplit de cette même sérosité dans laquelle on peut reconnaître la présence de cellules embryonnaires.

Tels sont les phénomènes qui se passent au niveau des diverses parties de l'os, dans cette première période dite *plastique*.

Dans ce premier degré de l'ostéite, on peut assister à la résorption de tous ces éléments ; aussi, dit M. Gosselin : « En clinique, la distinction de cette période a une grande importance ; l'inflammation peut, en effet, se terminer par résolution ou bien par la transformation du produit inflammatoire en un tissu plus ou moins semblable à celui dans lequel la phlegmasie s'était développée. Autrement dit, l'inflammation ne compromet pas la vie, et a peu de gravité, d'où l'indication thérapeutique, de tout faire pour circonscrire la maladie dans les limites de cet état.

Mais, s'il est possible de voir la résolution s'opérer dans certaines variétés d'ostéite superficielle, c'est, au contraire, très rare dans les cas d'ostéite qui accompagnent la division de l'os.

Le processus va continuer, et l'ostéite arriver à la deuxième période, il va se former des dépôts osseux (ostéite productive), qui ont reçu les noms d'*ostéite restitutive*, lorsque le dépôt ramène l'os à ses dimensions primitives, ou d'*ostéite condensante* lorsque le travail de réparation dépasse le but.

Nous n'insistons pas sur les modifications histogéniques qui se passent dans un os atteint d'ostéite; il nous suffit, au point de vue clinique, deconnaître ces deux phases de l'ostéite traumatique.

On peut appliquer de tous points ces données de l'anatomie pathologique de l'ostéite en général à l'ostéite qui accompagne les fractures. Mais ici il convient de mettre une ligne de démarcation très nette entre les deux premières périodes et celle qui nous reste à étudier. Les ostéites légères, les ostéites qui accompagnent les fractures simple des os (ostéite abritée de M. Gosselin), dépassent rarement ces deux périodes, à moins que la violence particulière du traumatisme, ou le mauvais état général du sujet ne le prédispose à voir l'inflammation dépasser les deux périodes.

Mais dans les cas de fractures compliquées, il est habituel de voir l'ostéite arriver à la période de suppuration ou troisième période.

L'apparition du pus va modifier complètement le processus de réparation, et ce n'est pas seulement sur la formation du cal que son influence se fera sentir ; le blessé est, en effet, exposé à tous les accidents toxicohémiques qui s'observent souvent dans les fractures compliquées qui s'accompagnent de suppuration du foyer.

Une ostéite traumatique *exposée*, selon l'expression du professeur Gosselin, est sans gravité tant qu'elle ne suppure pas; que le foyer entre en suppuration et l'on va voir se dérouler une série d'accidents, qui, du côté du foyer de la fracture, vont donner lieu à la production de nécrose , à des inflammations périostiques et médullaires plus ou moins étendues.

La suppuration, dans quelques cas, reste circonscrite au foyer, ne donnant lieu qu'à des accidents locaux du côté de l'os. Dans d'autres cas, au contraire, elle revêtira cette forme diffuse que M. Gosselin a désigné sous le nom d'*ostéomyélite diffuse*, qui n'est peut-être que le premier degré d'accidents septicémiques ou pyohémiques.

Circonscrire l'ostéite dans les premières périodes, s'opposer à l'apparition du pus, sinon superficiellement, au moins dans les parties profondes , tel est donc l'objectif que doit poursuivre le chirurgien dans le traitement des fractures compliquées.

Certes, les conditions de la production du pus sont multiples : *le milieu, la rétention des liquides pathologiques, les irritations du foyer de la fracture*, dans le sens le plus général du mot, sont les causes, aujourd'hui bien connues, de la suppuration d'une fracture ouverte.

Nous avons déjà vu, d'une part, que, grâce aux

pansements antiseptiques, on pouvait défendre une plaie contre les influences mésologiques ; que, d'autre part, grâce au drainage, on pouvait s'opposer à la rétention des liquides.

Il nous reste donc à nous occuper des autres causes d'irritation et des moyens propres à y remédier. Les deux premières conditions réalisées, il peut encore, avons-nous dit, apparaître du pus dans un foyer de fracture, pour deux raisons : parce qu'il existe des esquilles, des corps étrangers, qui entretiennent une irritation excessive du foyer ; ou, encore, parce qu'il existe des mouvements entre les fragments, qui sont des causes d'irritation de la fracture.

Nous aurons donc à nous occuper des esquilles et des corps étrangers, de l'immobilisation et de ses modes.

Il serait peut-être plus logique de s'occuper des esquilles avant d'aborder l'étude de la mobilisation. Mais nous avons préféré reporter cette étude dans le chapitre que nous consacrerons aux fractures par armes de guerre, dont elles constituent, avec les corps étrangers, une des complications les plus fréquentes.

Nous aborderons donc de suite l'étude de l'immobilisation.

DE L'IMMOBILISATION.

La question de l'immobilisation dans les fractures est aussi vieille que l'art de guérir ; l'on peut dire qu'en clinique, la question est résolue, et que tous les chirurgiens reconnaissent l'absolue nécessité de l'immobilisation.

S'il existe encore quelques divergences entre les opinions des auteurs sur cette question, ce n'est que lorsqu'il s'agit de savoir si les appareils inamovibles doivent être appliqués aussitôt après la fracture, ou s'il convient d'attendre que la période dite inflammatoire soit terminée.

Nous croyons que l'on a aujourd'hui tous les éléments du problème réunis, et que l'on peut, dès le début, assurer l'immobilité du membre par des appareils inamovibles, puisque, comme nous essayons de le démontrer, la période inflammatoire peut être réduite dans des limites de temps et de degré telles que l'on n'a plus à redouter ces formidables accidents qui accompagnaient la compression d'un membre enserré dans un appareil inamovible.

C'est, sans contredit, à propos des fractures qui nous occupent que les auteurs divergent le plus d'opinion au sujet de l'opportunité de l'immobilisation immédiate et, cela se conçoit aisément, puisque c'est dans ce cas que l'on observe si souvent les inflammations phlegmoneuses diffuses d'une intensité si redoutable.

Nous allons essayer de démontrer qu'en clinique la question est presque jugée aujourd'hui; que, d'autre part, l'expérimentation physiologique permet de comprendre comment agit la mobilité des fragments dans les phénomènes de réparation d'une fracture.

Nous avons déjà vu qu'après avoir défendu la plaie contre les influences mésologiques, qu'après avoir assuré l'écoulement des liquides pathologiques, il restait à éloigner les causes d'irritation du foyer de la fracture, et c'est comme cause d'irritation que nous voulons envisager la mobilité des fragments.

Quels sont les effets des mouvements répétés entre les deux fragments d'un os fracturé? c'est d'amener des frottements continuels qui ont pour résultat, ainsi que l'ont démontré les expériences de Victorin Ollier, de retarder d'abord l'ossification, de l'empêcher même et produire une pseudarthrose. Mais que l'irritation augmente d'intensité et l'on verra apparaître de la suppuration, avec tous les accidents locaux et généraux que nous avons énumérés plus haut. Dans quelques cas, cependant, il semble que l'irritation a des effets contraires et l'on voit, en effet, survenir, après des irritations traumatiques légères, des cals exubérants. Mais, comme le fait remarquer L. Ollier, l'irritation produite par une mobilité continue est différente de celle qui est le résultat d'une violence brusque, mais temporaire. Dans le premier cas, la mobilité a pour résultat d'empêcher la formation du cal, d'amener la suppuration de la fracture.

Mais, bien avant ces recherches physiologiques, la clinique avait démontré les heureux effets de l'immobilisation, et on peut dire que l'avis des chirurgiens est unanime à ce sujet et que l'immobilité est regardée comme une des conditions indispensables des réparations osseuses ; certains en ont même exagéré le rôle : C'est ainsi que M. Després a cru pouvoir écrire : « L'appareil idéal pour les fractures est un appareil qui maintient la fracture dans une *immobilité absolue*, pendant les vingt premiers jours. Tout le secret de la guérison rapide, même lorsqu'il y a une plaie et des épanchements sanguins, est dans l'immobilité obtenue. »

M. Bérenger Feraud, dans son remarquable traité sur l'immobilisation directe des fragments osseux, a envisagé la question sous toutes ses faces.

L'auteur pose en principe qu'il faut qu'il y ait et qu'il se fasse dans cette blessure le moins de pus qu'il sera possible, afin d'éviter la pyohémie.

Pour lui, l'immobilisation atteint ce but en permettant de faire des lavages, grâce à la solidité de la coaptation. Mais, dans ce cas, l'immobilisation n'agirait que comme adjuvant et de seconde main, pour ainsi dire. Or, l'immobilisation remplit un rôle plus efficace, qui a échappé à l'auteur, c'est de combattre l'irritation produite par les mouvements des fragments, et de s'opposer ainsi à la formation du pus.

Envisagée comme agent d'irritation, capable d'amener la suppuration, la question de la mobilité des fragments devait donc nous occuper dans cette étude des causes de la suppuration des fractures ouvertes. On voit donc de quelle importance est l'immobilisation dans le traitement des fractures compliquées. Nous avons pu constater par nous-mêmes, sur les malades qui font le sujet des observations IV et V, les funestes effets de la mobilité des fragments. Chez le premier, l'application d'un plâtre, suivie d'une tentative de redressement du membre, dont les fragments avaient une légère tendance à faire un angle en dedans, donna lieu à des phénomènes inflammatoires du côté du cal, qui ne cédèrent qu'à une incision, par laquelle vinrent sortir deux petits fragments d'os nécrosés.

Le malade de l'observation V était d'une indocilité telle, que le succès du traitement a failli être compromis. Pendant un moment nous avons cru que les phénomènes inflammatoires allaient prendre le caractère diffus des fractures compliquées graves ; mais, de larges incisions, des lavages antiseptiques, le drainage, l'immobilisation, ont eu raison de l'inflammation. Le malade a eu plusieurs appareils plâtrés, et, à chaque renouvellement d'appareil, la fracture devenait le siège d'accidents inflammatoires.

Au nom de la clinique et de l'expérimentation physiologique, un membre atteint de fracture doit donc être mis dans l'immobilité absolue, et cela aussi près que possible du moment de l'accident.

Tous les appareils qui ne sont pas capables de réaliser une immobilisation *absolue* sont dangereux ; par conséquent, tous les appareils contentifs, dits *amovibles*, devront être écartés, comme impropres à remplir cette indication. Cependant, ces appareils jouissent de la faveur d'un grand nombre d'auteurs, et l'on peut dire que le nombre des chirurgiens qui emploient les appareils inamovibles, dès le début d'une fracture compliquée, est encore assez restreint.

Nous croyons cependant que l'accord peut se faire aujourd'hui entre les partisans de ces deux méthodes de contention, grâce à l'emploi des méthodes actuelles de traitement des plaies qui accompagnent les fractures, qui suppriment ces inflammations si graves ; grâce aussi à l'usage de l'appareil plâtré de Maisonneuve, qui remplit le double but d'immobiliser le membre d'une façon absolue, tout en lui permettant de subir une augmentation de volume, sans avoir à craindre les effets de la compression habituels dans les appareils inamovibles circulaires.

Que recommandent les auteurs classiques dans l'emploi des appareils à fractures ? Mettre le membre, atteint de fracture compliquée, dans un appareil amovible (Scultet, gouttière, etc.), pendant

les premières semaines, jusqu'à ce que l'inflammation soit tombée, après quoi, l'emploi des appareils inamovibles est seulement indiqué ; or, nous
croyons avoir suffisamment démontré que l'immobilisation a pour résultat de s'opposer au développement des phénomènes inflammatoires, et, s'il
uous fallait donner plus de force à cette démonstra-
tion, nous n'aurions qu'à citer les paroles suivantes d'un maître éminent, M. le professeur
Verneuil.

A propos de l'immobilité, nous lisons, en effet,
dans le tome II de ses Mémoires de chirurgie, les
lignes suivantes :

« Ce n'est point non plus ici que j'ai à vanter
les avantages de l'immobilisation des parties
malades et son action essentiellement *antiphlo-
gistique*.

« Ce que l'illustre Bonnet a démontré être vrai
pour les inflammations articulaires, l'est également pour les phlegmasies spontanées ou traumatiques.

« L'immobilisation met surtout la plaie à l'abri
de ces tout petits accidents, de ces blessures secondaires, quasiment microscopiques, de ces change-
ments presque imperceptibles, qui surviennent
dans les caillots obturateurs, dans les fragments
osseux, dans les éléments contractiles qui font
partie du foyer traumatique, toutes modifications
presque inévitables, quand on soulève le membre,
quand on détache les pièces du pansement un peu
adhérentes, quand on provoque de la douleur qui

détermine à son tour quelques mouvements invo-
lontaires du patient. »

Il est juste de reconnaître que, depuis quelques
années, le nombre des chirurgiens, partisans de
l'immobilisation immédiate par les attelles de Maisonneuve, s'accroît tous les jours dans les services
hospitaliers.

Deux thèses publiées à la Faculté, l'une de
M. Demeule, en 1871, la deuxième de M. Lasalle,
soutenue en 1882, ont fait ressortir les avantages
que présentait ce moyen de contention.

Le seul reproche que l'on ait formulé contre cet
appareil, lui était commun avec tous les appareils
inamovibles circulaires : il amenait des phénomènes de compression lorsque l'inflammation pre-
nait un grand développement. Or, aujourd'hui
que l'on est, dans une certaine mesure, maître de
ces phénomènes inflammatoires, que le chirurgien
peut maintenir la réaction inflammatoire dans les
limites physiologiques utiles à la réparation de la
fracture, l'objection tombe d'elle-même, l'appareil
laisse environ un quart du membre découvert, et
cela suffit pour permettre au membre de subir
l'augmentation de volume physiologique, sans
avoir à redouter les effets de la compression.

Nous n'insisterons pas sur la confection de l'appareil plâtré de Maisonneuve, composé, comme on
sait, d'une attelle plâtrée postérieure et d'une attelle
en étrier ; les détails techniques sont dans tous les
traités de fractures ; dans les cas de fractures compliquées, le chirurgien aura à s'ingénier de façon

à construire des attelles en rapport avec l'étendue et le siège de la plaie. Notre but n'est pas d'insister sur tous les cas particuliers qui peuvent se présenter, ne voulant envisager la question de l'immobilisation qu'à un point de vue général.

Dans les lignes qui précèdent, il semble que nous n'avons eu en vue que l'étude des fractures de jambe, mais les considérations antérieures s'appliquent de tout point à toutes les fractures sur lesquelles nous ne pouvons insister. On peut construire des appareils semblables pour le membre supérieur, il est facile de les imaginer. Nous avons pris les fractures de jambe comme type, parce qu'elles sont de beaucoup les plus fréquentes et les plus graves des fractures compliquées.

En prenant pour exemples les observations que nous avons publiées dans le cours de ce travail, nous aurions pu faire ressortir les avantages du traitement que nous défendons : des conservations inespérées, une réparation aussi rapide que dans les fractures ordinaires ; il suffit de les parcourir pour acquérir cette conviction. Aussi n'insisterons-nous pas davantage, et nous passons au chapitre dans lequel nous nous proposons de démontrer que les fractures par armes de guerre sont justiciables de cette méthode de traitement.

FRACTURES PAR ARMES A FEU.

Ces sortes de fractures ont toujours été étudiées dans des livres spéciaux ou ont fait l'objet de chapitres distincts dans les traités de pathologie externe. Les conditions dans lesquelles elles surviennent, la nature du traumatisme, justifient à la rigueur cette manière d'agir. Mais, d'autre part, il est facile de se convaincre que les phénomènes de réparation du tissu osseux dans cette catégorie de fracture ne diffèrent nullement dans leur essence de ceux que l'on observe dans les fractures exposées ordinaires et, de ce côté, la distinction n'est guère justifiée. Il nous serait aisé de faire voir que si, dans ces sortes de fractures, les accidents prennent le plus souvent un caractère de gravité plus grand que dans les fractures compliquées en général, cela est dû à la violence du traumatisme d'une part, et à l'influence néfaste du milieu de l'autre, que comme telles elles sont justiciables des méthodes de traitement qui ont pour but de détruire l'influence nocive du milieu et d'écarter les causes d'irritations du foyer de la fracture.

La marche de ces fractures ne diffère nullement dans ses traits généraux de celles des fractures compliquées ordinaires.

Si nous ouvrons le traité le plus recommandé de

chirurgie d'armée, celui de M. Legouest, nous y lisons, à propos de la marche des fractures par coups de feu, ce qui suit :

La marche des fractures par coups de feu présente plusieurs périodes, qui ont été bien établies par Dufouart (1).

La 1re période est celle de l'inflammation ;

La 2e période, celle de la suppuration ;

La 3e période, celle de la réparation.

Ces diverses phases ont une durée variable et peuvent être entravées par différents accidents.

Habituellement, l'inflammation se montre vers le troisième jour après la blessure ; elle est signalée par les symptômes généraux de la fièvre, par un gonflement douloureux qui, partant de la plaie, s'étend quelquefois au loin sur le membre blessé.

Bornée à de justes limites, elle disparaît peu à peu du huitième au douzième jour, pour faire place à la suppuration.

Malheureusement, il n'en est pas toujours ainsi : les parties molles ne sont pas seules envahies par l'inflammation ; les extrémités osseuses le sont elles-mêmes et peuvent être frappées de mort dans une certaine étendue. Parvenus à ce point, les accidents inflammatoires rétrogradent encore quelquefois ; s'ils progressent, ils prennent le caractère de phlegmons diffus profonds et déterminent souvent l'étranglement et ses fâcheuses conséquences.

(1) Dufouart. Analyse des blessures d'armes à feu et de leur traitement. 1801-53.

La suppuration se montre parfois en même temps que l'inflammation, après avoir été précédée de l'écoulement par la plaie d'un liquide grisâtre et sanguinolent; elle ne s'établit régulièrement que vers le septième jour, époque à laquelle le pus prend un caractère plus louable. Elle dure toujours un temps assez long, pendant lequel se montrent fréquemment des réveils inflammatoires. Lorsque la fracture tend à la guérison, la suppuration tend à diminuer vers le vingtième jour et disparaît peu à peu.

La période de réparation, c'est-à-dire de consolidation de la fracture, commence vers le vingtième et, dans les cas heureux, n'est pas entravée par la suppuration normale de la plaie.

En poursuivant la description des phénomènes généraux qui peuvent se présenter, l'on voit se dérouler la série des accidents connus, fusées purulentes, érysipèle, infection purulente, mort dans le marasme.

En somme, comme il était facile de le prévoir, tous les accidents dus à l'influence du milieu, auxquels viennent s'ajouter la détresse physique et morale, joint à l'encombrement dont nous avons pu par nous-même apprécier les funestes effets pendant la dernière guerre (1870-1871).

Nous croyons inutile de revenir, à propos de ces fractures, sur les bienfaits de la méthode antiseptique. Dans une thèse récente, parue en 1883 (Contribution à l'étude des pansements antiseptiques et à leur application en chirurgie d'armée de

terre et de mer), l'auteur, M. Desmoulins, a
abordé cette étude avec une compétence toute spé-
ciale, au double point de vue de la théorie et de
la technique.

Nous renvoyons volontiers à ce consciencieux
travail, riche en détails pratiques. Il nous suffit,
pour nous qui envisageons la question à un point
de vue général, que le principe de la méthode soit
reconnu, et nous nous associons à la conclusion
de l'auteur, lorsqu'il dit : « Que ce soit dans l'armée de terre ou dans l'armée de mer, il n'y a plus
à hésiter : nous devons faire de la chirurgie antiseptique. »

Faire de l'antisepsie sur le champ de bataille,
créer des petits milieux aseptiques, suivant l'expression de M. le professeur Verneuil, est donc
une obligation qui s'impose au chirurgien d'armée
dans les fractures avec plaies, comme dans tous
les autres traumatismes.

L'absolue nécessité du *drainage* n'ayant jamais
été mise en discussion, nous ne ferons pas ressortir les avantages qu'il présente ; nous n'aurions,
du reste, qu'à répéter ce que nous en avons dit
plus haut à propos des fractures compliquées.

Il ne nous reste donc qu'à étudier la question
des esquilles et des corps étrangers, et celle de l'immobilisation.

Esquilles. — Nous avons reporté dans ce chapitre l'étude des esquilles dans ces fractures,
comme nous (nous en sommes expliqué plus

haut. Quoiqu'elles ne soient pas spéciales à cette
catégorie de fractures, elles en représentent un
accident si fréquent, leur nombre et leur variété
de forme et de volume sont telles, que c'est surtout à propos de ces fractures que s'agite la question des indications que cette complication peut
faire naître, et ceci peut justifier la place que nous
avons assignée à leur étude.

Lorsque l'on recherche quel est le rôle d'une
esquille dans un foyer de fracture, on arrive facilement à se convaincre qu'une esquille ne devient
un danger que lorsqu'elle est frappée de mort,
lorsqu'elle remplit le rôle de corps étranger.
Comme tel, elle provoquera tous les phénomènes
de réaction inflammatoire destinés à son élimination.

La question est donc de savoir si une esquille
est destinée à vivre ou si elle est un simple corps
étranger sans vitalité. Nous n'avons pas la prétention de résoudre ce problème. Cependant on
peut, en s'inspirant de cette idée, formuler quelques règles. En adoptant la division admise depuis
Dupuytren : esquilles primitives, — secondaires,
— tertiaires, on voit que les esquilles de la première variété, de même que les dernières, qui ne
sont que des portions d'os nécrosées destinées à
être éliminées, doivent être enlevées, de même
que les corps étrangers.

Quant à la seconde variété, c'est à leur propos
que les auteurs diffèrent d'opinion. Il est toujours
difficile dans ce cas d'apprécier si un fragment

osseux peut continuer à vivre, ou si, au contraire, il est destiné à se nécroser et à devenir un corps étranger. Cependant, lorsque le fragment osseux est considérable, lorsque les adhérences au périoste et aux tissus sont étendues, on doit le conserver, d'autant plus que l'on peut espérer, avec les méthodes de traitement, empêcher la suppuration du foyer, qui a souvent pour effet d'amener la nécrose des fragments osseux.

Hors ces cas, il est préférable de ne pas enlever les esquilles secondaires, car elles peuvent former un élément important du cal et prévenir un raccourcissement trop considérable du membre.

DE L'IMMOBILISATION.

Quant à la question de l'immobilisation appliquée au traitement des fractures par armes de guerre, les opinions des chirurgiens militaires diffèrent sensiblement. Après avoir reconnu l'absolue nécessité de l'immobilité dans leur traitement, M. Legouest fait le procès aux appareils inamovibles. « En résumé, dit cet auteur, ils ne sont utiles dans les fracturés par coups de feu qu'au même titre que dans les fractures compliquées, c'est-à-dire que pour maintenir une fracture voisine de la guérison ou qui tarde à se consolider. »

M. Legouest s'élève surtout avec vigueur contre la pratique des chirurgiens étrangers qui recommandent l'emploi de l'appareil plâtré. « Heureux les chirurgiens, dit-il, dont la pratique excuse de semblables illusions! Plus heureux encore ceux qui ne les partagent pas et n'exposent pas leurs blessés aux dangers qu'elles entraînent! »

Mais lorsqu'on examine les reproches que l'auteur fait à l'appareil plâtré, on remarque qu'ils s'adressent surtout aux appareils circulaires en plâtre ou fenêtrés. Dans ce cas, ces reproches sont fondés ; nous pensons que les attelles de Maisonneuve ne sont pas passibles de ces reproches et que de leur emploi le chirurgien d'armée peut retirer les plus grands avantages : facilité d'application, immobilité absolue, facilité du pansement sans avoir à redouter les dangers de la compression par les appareils circulaires.

CONCLUSIONS.

Arrivés à la fin de ce travail et sur le point de formuler les conclusions qu'il nous paraît légitime d'en tirer, nous tenons à prévenir quelques objections qui pourraient se présenter à l'esprit du lecteur.

L'idée qui se dégage des nombreux faits que nous avons publiés est, qu'avec les méthodes actuelles de pansement, le chirurgien peut et doit être conservateur dans la plus large mesure. Mais jusqu'à quelle limite faut-il pousser la conservation ? De semblables règles sont presque impossibles à formuler en pratique. En dehors de ces cas, en effet, où le broiement d'un membre est tel que tous les tissus sont détruits, et où toute idée de conservation doit être abandonnée, il est une catégorie de cas moins graves que les précédents où le praticien se trouve très embarrassé sur la détermination à prendre.

Cependant, s'il nous fallait formuler notre avis, nous dirions que, toutes les fois que dans la division des tissus les vaisseaux et les nerfs ne sont pas intéressés, toutes les fois que l'on peut compter voir vivre le segment inférieur, on doit tenter la conservation, en s'inspirant des règles du traitement que nous avons développées ; même dans les

cas douteux, la conservation a moins de danger
que l'amputation immédiate pour la plupart des
fractures graves du membre inférieur. Différer
l'amputation de quelques jours permet souvent de
mettre le blessé dans des conditions meilleures
pour supporter ce nouveau traumatisme.

D'autre part, dans l'étude des conditions qui fa-
vorisent l'apparition du pus dans les fractures compliquées, des trois termes de la trilogie de M. le
professeur Verneuil, la *blessure*, le *milieu*, le *blessé*,
qui président à l'issue des lésions traumatiques,
on pourrait nous reprocher d'avoir négligé le dernier.

Mais ce n'est pas que nous ne reconnaissions
l'importance des états pathologiques antérieurs
sur la marche des fractures comme sur celle des
traumatismes en général. Sous l'impulsion des sa-
vantes leçons de M. le professeur Verneuil, ces
idées sont désormais entrées dans le domaine de
la clinique, et l'on pourrait réunir des faits nombreux où cette influence de l'état du blessé, des
propathies a eu un retentissement funeste sur la
marche des fractures.

Mais tel n'était pas notre but. Réservant entiè-
rement la question des états constitutionnels dans
la marche des fractures, nous avons seulement
voulu faire voir que ce qui établissait une ligne de
démarcation bien tranchée entre les fractures sim-
ples et les fractures exposées, c'était la suppuration ; que, dans certaines conditions données de
fracture, le chirurgien était maître de l'apparition

du pus et, par conséquent, du pronostic de ces fractures, à la condition d'observer les règles de traitement que nous allons formuler le plus succinctement possible.

1° Lorsque le chirurgien peut, sur un blessé atteint de fracture compliquée, voir le segment inférieur du membre conserver assez de vitalité pour ne pas être frappé de gangrène, il doit tenter la conservation.

2° La réduction doit être opérée à n'importe quel prix, débridement, résection, etc.

3° On doit avoir soin d'enlever les esquilles de petite étendue, complètement détachées, de même que les corps étrangers du foyer de la fracture ; si toutefois leur recherche demandait de trop grands délabrements, il vaudrait mieux abandonner leur extraction aux efforts de la nature ; l'important, c'est qu'ils n'occupent pas le foyer osseux. Les esquilles dont l'étendue est telle que l'enlèvement entraînerait une perte de substance osseuse trop considérable et dont les adhérences au périoste sont telles que l'on peut espérer ne pas les voir se nécroser, devront être conservées.

4° Pratiquer des lavages de la plaie avec des solutions antiseptiques, acide phénique au 20°, etc., et panser la plaie en observant les règles de la méthode antiseptique.

5° Assurer l'immobilité absolue du membre par

des appareils plâtrés inamovibles appliqués dès le début du traitement, à la condition de laisser environ le quart du membre fracturé non recouvert. Pour la jambe, les attelles plâtrées de Maisonneuve, que l'on peut rendre mobiles suivant le siège qu'occupe la plaie, remplissent le mieux toutes les indications. Pour le membre supérieur, on peut construire des appareils plâtrés sur le type des attelles de Maisonneuve.

6° Avoir soin de favoriser l'écoulement des liquides ; ainsi donc rendre la plaie aseptique ; éloigner les causes d'irritation du foyer en empêchant la mobilité des fragments, en enlevant les esquilles détachées et les corps étrangers, en drainant le foyer, telles sont les conditions que le chirurgien doit chercher à réaliser et qui lui permettent de s'opposer à l'apparition du pus dans une fracture compliquée.

7° Les règles précédentes sont, de tous points, applicables aux fractures compliquées par armes de guerre.

Nous venons de parcourir le programme que nous nous étions tracé au commencement de ce travail.

Dans cette étude des causes de la genèse du pus dans les fractures compliquées, nous avons été amené à toucher à bien des notions de pathologie générale chirurgicale qui auraient demandé une plume plus exercée que la nôtre. Nous nous déclarons satisfait si, grâce aux efforts que nous avons faits pour aborder ces questions un peu ardues, nous sommes parvenu à démontrer qu'aujourd'hui il faut revenir un peu du pronostic si grave porté sur les fractures compliquées, et si ce travail peut contribuer à divulguer une méthode de traitement qui peut sauver la vie à beaucoup de blessés, ou leur épargner bien des mutilations.

BIBLIOGRAPHIE

Bertrand. — Thèse de Paris, 1869. Etude sur les fractures compliquées et leur traitement par l'occlusion collodionnée.

Trapenard. — Thèse de Paris, 1870. Traitement par occlusion des fractures compliquées de jambe.

Terrier. — Archives de médecine, 1871. volume II.

Demeules. — Thèse de Paris, 1871. Pronostic et traitement des fractures de jambe compliquées de plaies.

Panas. — Gazette hebdomadaire de médecine et de chirurgie, 1878.

Lucas-Championnière. — Chirurgie antiseptique, 1880.

Vétu. — Thèse de Paris, 1878. Du pronostic des fractures compliquées.

Claude. — Thèse de Paris, 1881. De quelques cas de conservation dans le traitement des fractures compliquées du tiers inférieur de la jambe.

Poinsot. — Réunion immédiate dans le pansement de Lister. Bordeaux, 1879.

Verneuil. — Mémoires de chirurgie.

Després. — Chirurgie journalière, Paris, 1877.

Bœkel (Jules). — Gazette médicale de Strasbourg, 1881-1882.

Bousquet. — Archives générales de médecine, 1882.

Weber et Thomas. — Revue de chirurgie, 1882.

De Santi. — Archives générales de médecine, mars 1883. — Bulletin de l'Académie de médecine, 22 mai 1883.

Lassalle. — Thèse de Paris, 1882. Considération sur le traitement des fractures de jambe compliquées par l'attelle plâtrée immédiate.

Neudörfer. — Handbuch der Kriegs Chirurgie. Leipzig, 1867.

Desmoulins. — Thèse de Paris, 1883. Contribution à l'étude des pansements antiseptiques et à leur application en chirurgie d'armée de terre et de mer. — Travail riche en détails bibliographiques sur les publications étrangères.

Sabatier. — Thèse d'agrég. 1883. Des méthodes antiseptiques chez les anciens et chez les modernes.

Paris. — A. PARENT, imp. de la Fac. de médec., A. DAVY, successeur, 52, rue Madame et rue M.-le-Prince, 1.

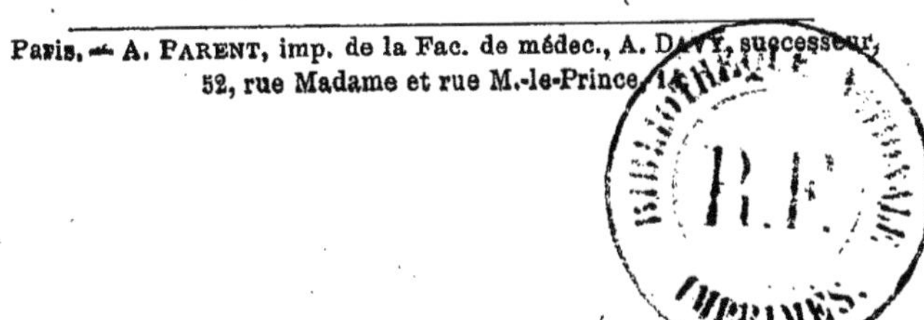

9 782014 067750